AF299421

SUR

LA MÉTHODE A SUIVRE

POUR

EXTIRPER L'UTÉRUS

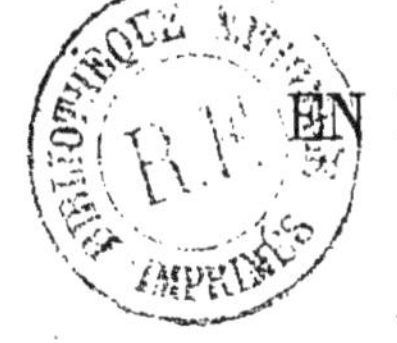EN INVERSION

PAR LE

Dr L. DEFONTAINE

Ancien Interne, Lauréat, des Hôpitaux de Paris

Chirurgien et Médecin en chef

des Usines du Creusot

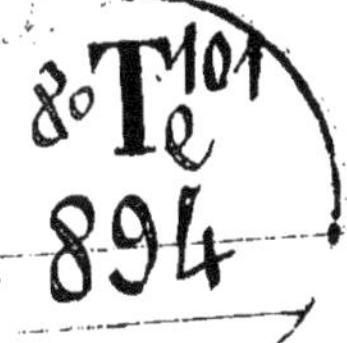

1887

SUR LA MÉTHODE A SUIVRE

POUR

EXTIRPER L'UTÉRUS EN INVERSION

L'inversion de l'utérus est une affection assez rare, mais toujours grave. Cependant son traitement a fait récemment un remarquable progrès qui atténue notablement la sévérité du pronostic entre les mains de qui sait en profiter.

Comme la méthode opératoire à laquelle il convient de donner la préférence ne paraît pas encore connue du plus grand nombre, je me propose de la décrire à propos d'un cas dans lequel j'ai obtenu le meilleur résultat.

La forme de l'utérus rend possible son inversion, c'est-à-dire qu'il peut être retourné à la manière d'une poche. Impossible à l'état de vacuité de l'organe, cet accident devient relativement facile lorsque l'utérus est dilaté et que ses parois sont amincies par la présence dans sa cavité d'une tumeur ou du produit de la conception.

La grossesse d'abord, les polypes ensuite sont donc les 2 causes de production de l'inversion utérine. Qu'une délivrance soit faite en exerçant des tractions trop fortes sur le placenta encore adhérent ou qu'une accouchée se livre à des efforts, à des mouvements intempestifs, et surtout à la marche, l'inversion peut se produire. Dans les premiers moments, elle serait facile à guérir car la luxité des tissu qui lui a permis de se produire permettrait aussi de retourner à nouveau la poche utérine pour la rétablir dans sa position normale. Mais après l'accouchement, on n'examine souvent pas, surtout dans les campagnes, l'état de l'utérus. Quelques temps se passent et bientôt l'infirmité est constituée : il y a inversion utérine chronique.

Cette inversion peut avoir des degrés.

Elle est complète lorsque le col est lui-même retourné, les culs-de-sac du vagin se continuent alors sans ligne de démarcation avec la tumeur.

Elle est incomplète lorsque le col dilaté laisse sortir le corps retourné autour duquel il forme un anneau. Il existe alors entre le col et le corps un cul-de-sac circulaire très peu profond.

Les troubles qui résultent de l'inversion sont nombreux ; il existe des douleurs qui gênent les mouvements et la marche mais surtout des hémorragies qui résultent de l'irritation de la muqueuse utérine exposée. Au moment des règles, ces hémorragies deviennent souvent formidables et amènent chez les malades un état de faiblesse des plus graves.

Je ne puis rappeler ici toutes les méthodes de traitement employées avec plus ou moins de succès pour la cure de l'inversion utérine, on peut les trouver indiquées dans le volume que M. Denucé (de Bordeaux) a fait paraître sur cette affection. Qu'il me suffise d'indiquer que lorsque les tentatives de réduction faites avec la prudence nécessaire ont échoué, on est forcé de recourir à l'ablation de toute la partie de l'utérus qui est tombée en prolapsus.

Cette ablation a été faite elle-même de bien des manières, et, après la méthode de cautérisation lyonnaise imaginée par Valette, méthode qui a donné trois décès sur cinq opérations, il n'est pas étonnant qu'on ait donné la préférence à la ligature élastique qui fut pratiquée pour la première fois en 1874 par Courty (de Montpellier).

La ligature élastique présentait dans son application quelques difficultés. Il n'est pas toujours facile de bien serrer une ligature élastique, et, même si elle a été parfaitement serrée au moment de son application, elle se creuse bientôt un sillon, comprime les tissus et par conséquent perd une partie de sa tension, ce qui la place dans des conditions défectueuses. On peut ainsi être conduit à intervenir secondairement pour resserer la ligature ou pour sectionner par un autre moyen. Outre les difficultés que peuvent présenter ces manœuvres qu'il faut exécuter à une profondeur plus ou moins grande, elles ne sont pas sans danger. Les tiraillements et déchirures qu'elles occasionnent, surtout si ont cherche à abaisser l'utérus, ouvrent la porte aux accidents septiques, si l'asepsie vaginale n'est pas parfaitement obtenue, ce qui peut être difficile en pareil cas. C'est pour obvier à ces inconvénients que Courty avait proposé de tracer au galvano ou thermo cautère un sillon pour loger le fil élastique et diminuer l'épaisseur du tissu qu'il doit étreindre.

M. Ch. Périer a imaginé un modus faciendi qui lève toutes ces difficultés. Il consiste à employer la ligature à tractions élastiques, c'est-à-dire une ligature non élastique sur laquelle on exerce des tractions élastiques.

Le tissu élastique transmet mal une traction s'il se réfléchit sur un point d'appui, c'est pourquoi il n'est pas utilisé pour la ligature elle-même ; son application serait en outre plus difficile.

Instruments. — Un seul instrument spécial est nécessaire. Il consiste en une tige métallique aplatie, de 20 centimètres de long. Son extrémité supérieure est recourbée sur le plat en crochet très court dont la partie terminale présente un trou à bord très lisse destiné au passage du fil qui doit entourer et serrer l'utérus.

L'un des bords de la lame est lisse dans toute sa longueur ; l'autre bord lisse dans sa moitié supérieure présente, dans sa moitié inférieure, 10 crans espacés de centimètre en centimètre et dont les dents configurées en crochets tournés en bas, font un relief de 6 millimètres, chaque cran peut ainsi servir d'arrêt à une anse de caoutchouc. La lame qui a 5 millimètres de large dans sa moitié supérieure est large de 11 millimètres dans sa moitié inférieure qui forme crémaillère (Collin).

Une pince pour saisir l'utérus et l'amener au dehors, un fort fil de soie; un bon tube à drainage (calibre n° 20 des sondes) sans yeux latéraux, enfin un vulgaire tire-bouton complètent l'arsenal nécessaire.

M. Perier a fait construire, par Aubry, une pince dont les mors forment deux demi-anneaux dont le plan est perpendiculaire à la direction des branches. Ils sont enveloppés de caoutchouc afin que leur contact ne puisse blesser la muqueuse utérine. Les mors, par leur rapprochement, forment un collier destiné à entourer la partie étroite de l'utérus inversé.

La pince dite de Tenneson répond parfaitement à toutes ces indications, ses mors, également enveloppés de caoutchouc, permettent d'attirer l'utérus sans en déchirer le tissu, et sans le comprimer d'une manière fâcheuse. A défaut de ces instruments, une grande pince de Muzeux pourrait à la rigueur suffire.

Manuel opératoire. — L'opération étant peu ou pas douloureuse, si la malade n'est pas pusillanime elle ne sera pas endormie, une piqure de morphine est suffisante.

La pince, guidée par le doigt, va saisir l'utérus au-dessous du bord tangible du col dans le cas d'inversion incomplète. Dans le cas d'inversion complète, on ne trouve pas le col mais de simples culs-de-sacs vaginaux; il faut alors saisir l'utérus dans la partie qui semble la plus étroite et pas trop haut, afin de ne pas porter la section au-dessus de l'utérus, sur les parois vaginales, mais bien au-dessous du col utérin qu'il est bon de conserver.

La pince est serrée au lieu convenable et attire l'utérus

au dehors. A ce moment, si l'inversion est incomplète, elle se complète généralement.

Immédiatement au-dessus des mors de la pince, on passe un cordonnet de soie dont l'anse embrasse l'utérus, tandis que les 2 chefs sont passés dans l'œil de la tige métallique. L'extrémité supérieure de cette tige est conduite jusqu'au contact de l'utérus, puis on vérifie si le fil est appliqué en bon lieu.

C'est seulement alors qu'il convient de faire la ligature car, si (cela est arrivé) on la faisait avant d'avoir passé les chefs du cordonnet dans l'œil de la tige métallique, il se pourrait que le nœud soit trop gros pour passer dans cet œil et descendre sous l'influence des tractions élastiques. S'il en était ainsi, le but serait manqué ; on n'aurait que l'effet réel d'une ligature simple et la tumeur pourrait ne pas se détacher.

La ligature sera donc faite après l'application de la tige à crémaillère et portée de suite à l'extrême en nouant aussi fortement que possible.

Le cordonnet de soie se desserre facilement pendant que l'on fait la 2me torsion qui doit arrêter le nœud. C'est là un inconvénient qui peut retarder la chute de la tumeur, mais il n'a pas une très grande importance car bientôt c'est la traction élastique qui étranglera la tumeur et agira seule, quel qu'ait été le degré de constriction primitif. On peut, d'ailleurs avant de serrer, avoir soin de faire 2 torsades comme dans le nœud du chirurgien ; de cette façon la ligature reste bien serrée pendant qu'on fait le nœud d'arrêt.

Pour appliquer à la ligature ainsi faite une traction élastique, on noue encore une fois les deux chefs du cordonnet de soie à 1 centimètre ou 1 centimètre 1/2 du nœud précédent. Ce dernier nœud doit être triple, afin de ne pouvoir glisser et se relâcher, car c'est dans la maille qu'il forme avec le premier que passera l'anse des tractions élastiques. C'est par conséquent sur lui que portera l'effort et sa solidité est indispensable.

La traction élastique peut être établie à l'aide d'un tube de caoutchouc rouge non fenêtré, de 6 millimètres de diamètre.

On le passe dans la maille formée entre les deux nœuds du lien non élastique et on le transforme en anneau par la ligature de ses 2 bouts faite avec un cordonnet de soie enroulé plusieurs fois et noué autour d'eux pendant qu'un aide les tient accolés l'un à l'autre et assez fortement tendus. L'anneau, ainsi formé, doit être assez court pour que son élasticité soit déjà mise en jeu pour atteindre les premiers crans de la crémaillère.

J'ai cru bon d'appliquer d'emblée, chez mon opérée, une 2ᵉ anse de caoutchouc afin d'éviter les manœuvres ennuyeuses et peut-être dangereuses que son placement aurait rendu nécessaires si, pour un motif quelconque, l'action de la première devenait insuffisante.

Tout étant disposé, il ne reste qu'à saisir avec un tire-bouton, l'anneau de caoutchouc pour l'accrocher le plus loin possible à la crémaillère.

Il importe d'exercer d'emblée une traction suffisante, et cela surtout dans le cas ou la ligature n'a pas été aussi serrée qu'on le désirait. C'est dans ce cas qu'il serait bon de faire usage d'une 2ᵉ anse de caoutchouc. En effet, une constriction insuffisante, permettant l'accès du sang artériel dans la tumeur sans permettre le retour du sang veineux peut (comme cela est arrivé à Jude-Hue de Rouen dans un cas qu'il traita dans la ligature simple) déterminer une hémorragie abondante « qui met la malade à deux doigts de mort et nécessite le tamponnement ».

Une double traction élastique arrivera à compenser l'insuffisance d'une ligature, à prévenir ou arrêter l'hémorragie et empêcher la chûte tardive (43e jour dans le cas de J. Hue) de la tumeur qui pourrait en résulter.

On termine l'opération en enlevant la pince qui a servi à saisir, abaisser et diriger l'utérus et en repoussant cet utérus à la place qu'il occupait primitivement. Il est accompagné de la tige à crémaillère qui rentre ainsi dans le vagin et dont l'extrémité libre sort seule de la vulve mais n'exerce aucune pression ni aucune gêne car elle est légère et se tient droite dans l'axe du vagin par le fait de la direction dans laquelle s'exerce la traction élastique. Les chefs flottants du cordonnet de soie peuvent être coupés à une longueur juste égale à celle de la tige pour que l'on puisse, par leur allongement apparent, être tenu au courant des progrés de la section du côté de l'utérus.

Des précautions antiseptiques doivent être prises pour cette opération, elles sont d'ailleurs simples et consistent en lavage préalable complet et minutieux du vagin et de la vulve, antisepsie des instruments et des mains avec une solution antiseptique (sublimé à $\frac{1}{1000}$) lavage avant la réduction de l'utérus à sa place et immédiatement après.

Suites. — Dans les premiers moments qui suivent, il y a généralement des douleurs qui seront calmées par des injections de morphine, se transformeront bientôt en sensation de gêne et de tiraillement pour disparaître presque toujours au bout de 5 ou 6 jours. Des injections vaginales peuvent-être faites toutes les 3 ou 4 heures (PÉRIER) ou seulement matin et soir. A la rigueur on peut s'en passer.

La malade devra éviter les mouvements étendus et surtout trop brusques. Le décubotus dorsal est préférable.

A mesure que la tumeur cède à la traction élastique et que celle-ci se détend, on reporte l'anneau de caoutchouc aux crans plus éloignés, mais on le laisse, en général, sans y toucher pendant les 5 premiers jours, avançant ensuite l'anneau de caoutchouc de 2 crans tous les 2 jours environ.

Pendant ce temps, la malade a une fièvre modérée ; elle s'est élevée, dans le cas de M. Tillaux, à 40° 2, mais tomba aussitôt par la substitution d'injections de sublimé aux injections phéniquées. Mon opérée n'a réellement pas eu de fièvre puisque sa température n'a pas dépassé 37° 8 malgré l'absence, dans les jours consécutifs, d'injections qui auraient obligé à remuer la malade, la tige et l'utérus.

L'époque de la chute de la tumeur est variable. On l'a vue se produire au bout d'une semaine, mais c'est en général, au cours de la 3e semaine que la section est complète. D'ailleurs, il ne faut pas qu'elle soit trop rapide. La sécurité du procédé opératoire réside, en partie, dans une certaine lenteur d'action qui permet aux tissus de se réparer, pour ainsi dire, à mesure qu'ils se séparent, comme cela a lieu pour l'élimination d'une eschare. En effet, le tissu utérin est mortifié à quelques millimètres au-dessus du point serré et tombe avec le fil qu'il laisse engagé dans un sillon comme au moment de la ligature, sans cependant former toujours un cône régulier comme il est dit dans l'ouvrage de Denucé. Au centre de la masse éliminée, on peut, comme cela s'observait d'une façon remarquable chez ma malade, trouver une surface péritonéale lisse et sans adhérences recouvrant l'utérus et les trompes.

Après la chute de la tumeur, il convient de maintenir la malade au lit pendant quelques jours.

Résultat. — A quelque temps de là, si on examine l'opérée au spéculum et par le toucher, il est remarquable de constater au fond du vagin l'existence d'un col d'aspect normal. Cette *restitutio ad integrum* du col est un fait véritablement curieux qui résulte de la tendance naturelle des fibres du col à reprendre leur forme. Elle n'a lieu, bien entendu, que si on a pris soin de ne faire porter la ligature qu'au-dessous du col, en procédant comme il a été dit plus haut.

Les règles disparaissent après l'opération, mais dans quelques cas une petite quantité de sang peut apparaître une ou deux fois, ainsi que cela s'est produit chez mon opérée. Ensuite, il survient un embonpoint qui résulte, évidemment, de la suppression de la fonction menstrullee. M. Trelat a signalé ce fait, sa malade est devenue grasse, énorme même. Un phénomène semblable s'est produit assez rapidement chez mon opérée et s'est arrêté au bout d'une année environ. Malheureusement, cette dernière a été atteinte, deux ans après l'opération, de troubles mentaux qui ont nécessité son placement dans un asile. Je les crois indépendants de la fonction génitale; mais ils m'ont paru mériter d'être signalés.

Historique. — En terminant, je crois devoir retracer l'histoire de la ligature à tractions classiques, appliquée au traitement de l'inversion utérine.

En 1880, M. Ch. Périer a communiqué à la Société de chirurgie, deux cas dans lesquels il avait appliqué son procédé avec succès.

M. Trélat a fait paraître dans la thèse d'Audigè (1881), une troisième observation.

M. Polaillon a communiqué une opération du même genre à la Société de Chirurgie, le 13 juillet 1884. Ces faits furent signalés par M. Denucé (de Bordeaux), dans son traité de l'inversion utérine.

C'est dans ces conditions que j'opérai une malade, le 13 août 1885. L'observation fut adressée à la Société de Chirurgie, et le 23 décembre 1885, M. Terrier lut à ce sujet un rapport qui devint pour MM. Polaillon et Tillaux, l'occasion de mentionner chacun un fait inédit.

Enfin, M. Périer, lui-même, a publié dans la *Revue de Chirurgie* (décembre 1886), un article d'ensemble sur son procédé.

Avant de rapporter l'observation de mon opérée, je puis signaler que j'ai appliqué la ligature à tractions élastiques pour un petit polype ayant entraîné une inversion partielle de l'utérus, ne descendant pas au-dessous du col. La tumeur tomba au bout de 48 heures. Il n'y eût aucun accident.

Observation. — Madame B.., âgée de 35 ans, accouchée, il y a 13 ans, a eu des suites de couches assez fâcheuses pour la retenir au lit pendant trois mois. Elle a eu des convulsions éclamptiques, dont les cicatrices qu'elle porte à la langue, témoignent encore. Depuis cette époque, elle a souffert et a eu des pertes abondantes et répétées. Le 15 octobre 1881, un chirurgien, croyant à l'existence d'un polype, appliqua une chaîne d'écraseur et reconnaissant alors l'inversion ne continua pas l'opération. Je vis la malade pour la prémière fois en août 1884, et fis le diagnostic d'inversion utérine presque complète. On trouvait dans le vagin une masse pyriforme descendant à 2 ou 3 centimètres de la vulve, pouvant être facilement contournée avec le doigt qui, pénètrant profondément, rencontrait à la partie supérieure de la tumeur le bord aminci du col dont il pouvait suivre toute la circonférence. Entre la tumeur et le col existait un sillon en cul-de-sac de 1 centimètre à 1 centimètre 1/2 de profondeur. La tumeur de consistance un peu molle ne rappelait pas la dùreté des polypes fibreux. Sa surface douce et sensible au toucher, saignait abondamment au moindre contact.

La malade était très affaiblie par des pertes répétées.

C'est seulement en juin 1885 que, cédant à ses instances, je commençai à la soigner. Je crus devoir tenter la réduction manuelle par le procédé du taxis latéral imaginé il y a un siècle par Deleurye, et qui permit à Nœggerath, (de Philadelphie), de réduire une inversion aussi ancienne que celle à laquelle j'avais affaire. Je n'arrivai qu'à provoquer une perte de sang et des douleurs assez vives qui m'obligèrent à cesser mes tentatives. Je n'osais pas, d'ailleurs, employer une force trop grande, de peur de produire des déchirures.

Quelques jours plus tard, j'appliquai le pessaire à air, de Gariel, que je gonflai fortement dans le vagin et laissai à demeure suivant la méthode de Tyler Smith. Il resta en place 6 jours puis devint intolérable. Après 48 heures de repos je le réappliquai et le laissai 4 jours, après lesquels je dus y renoncer définitivement, car la tumeur n'avait pas subi la moindre modification et la présence du pessaire n'avait amené que des douleurs, l'impossibilité d'uriner, des pertes sanguines et une irritation qu'il était prudent de ne pas entretenir.

Après avoir laissé passer l'époque supposée de la menstruation qui, d'ailleurs, n'apparut pas; j'opérai la malade le 13 août 1885, avec l'assistance de M. le Dr Turbert.

Injection abondante de sublimé dans les culs-de-sac vaginaux et dans le cul-de-sac circulaire, peu profond, situé entre le bord du col et la partie inversée de l'utérus. Anesthesie au chloroforme.

Le nouveau spéculum bivalve à écartement de Collin gênant les manœuvres, je me guide seulement avec l'index gauche et saisis le pédicule de l'utérus inversé avec la pince de Tenneson, à quelques millimètres du bord tangible du col. Je serre modérément la pince et attire doucement l'utérus au dehors. L'abaissement se fait avec une facilité extrême et je le limite dès que les mors de la pince et par conséquent le point ou je me propose d'appliquer la ligature sont facilement accessibles. A ce moment le toucher montre que le bord du col n'est plus perceptible. L'utérus inversé se continue sans ligne de démarcation avec les culs-de-sac du vagin. L'inversion incomplète s'est donc transformée en inversion complète.

Un gros cordonnet de soie entoure l'utérus immédiatement au-dessus des mors de la pince et j'en passe les chefs dans l'œil du serre-nœud à crans puis je fais un nœud serré, mais la première torsion se desserre un peu au moment même ou je serre la deuxième. A 1 centimètre 1/2 de ce premier nœud, triple nœud formant avec lui une maille par laquelle je passe 2 tubes, non fenêtrés, de caoutchouc rouge de 5 millimètres de diamètre. Chacun de ces tubes est transformé en anneau par la ligature de ses deux bouts, faite avec un fort cordonnet de soie enroulé plusieurs fois et noué autour d'eux pendant qu'un aide les tient accolés l'un à l'autre et assez fortement tendus. Ces 2 anneaux mesurent sans traction l'un 5 l'autre 7 centimètres de long. J'accroche l'un au premier, l'autre au troisième cran de la crémaillère. La partie de l'utérus comprise au-dessous de la ligature mesure 7 centimètres de long.

J'enlève la pince et je remonte l'utérus à sa place primitive. Le serre-nœud se trouve entré dans le vagin, jusqu'aux premiers crans.

En conduisant avec l'index une nouvelle injection vaginale au sublimé, je sens un soupçon de bord du col qui se dessine à peine mais qui rappelle mal le bord nettement tangible avec sillon intermédiaire entre lui et la portion inversée de l'utérus qui existait avant l'abaissement.

Une compresse imbibée de sublimé est appliquée sur la valve.

Dans les premières heures consécutives, quelques vomissements verdâtres et quelques douleurs. A la fin de l'après-midi, vomissements abondants. Le soir, la malade put dormir. Elle souffrait modérément du ventre. Le pouls et la température étaient normaux. Avec un crochet à bottines, je porte l'anneau de caoutchouc du troisième au sixième cran.

Deuxième jour T. 37. 7. P. 90. Il y a eu la nuit des vomissements bilieux verdâtres abondants, dont les efforts ont fait uriner la malade, Il y a eu un peu de sommeil. Pas de douleur de ventre pas de météorisme. Diète même pour les liquides.

Troisième jour. Pas de vomissements, mais état nauséeux. T. 37. 7 et 37. 8 P. 80. Même état les jours suivants, sans douleur à la palpation du ventre, ni météorisme.

Septième jour. L'anneau de caoutchouc est avancé de 2 crans.

Huitième jour. Insomnie et agitation ; la nuit précédente, un lavement et une selle rétablissent le calme.

Treizième jour. Injection faite avec précaution à l'entrée du vagin. L'anneau de caoutchouc est porté au dernier cran.

Seizième jour. Le deuxième anneau de caoutchouc est porté au septième cran. Il en résulte une douleur assez vive. Agitation la nuit suivante, calmée à la suite d'une selle.

Dix-neuvième jour. Le deuxième anneau de caoutchouc est porté au dernier cran.

Vingtième jour. J'imprime au serre-nœud quelques mouvements lents et doux de torsion et j'arrive ainsi à lui faire faire presque deux tours ; j'ai alors la sensation d'un léger craquement comme si une petite bride cédait. Faisant ensuite une rotation inverse, je place le serre-nœud dans sa position primitive. Le soir, à 7 heures, la malade éprouve la sensation d'une rupture légère, la tumeur et le serre-nœud se détachent, la malade les sent descendre, mais les laisse en place.

Vingt-et-unième jour (2 septembre). Je trouve le serre-nœud presque sorti du vagin et tenant à la tumeur que je retire facilement avec lui. Le lien constricteur ne retient plus dans son anse que quelques fibres irréguliers du pédicule de la tumeur mais je n'y remarque pas ce « ce cône régulier situé au-dessus de la ligature et correspondant à la partie vivante du pédicule dont elle se sépare par élimination naturelle après cicatrisation adhésive des tissus qui entrent dans sa composition » ainsi que l'avait remar. qué Denacé et qu'on a pu le constater dans quelques observations de ligatures.

La pièce était molle mais se présentait en parfait état de conservation. On y voyait deux faces : l'une extérieure irrégulière, tomenteuse, c'était la face muqueuse qui avait été en rapport avec les parois du vagin et y avait subi depuis l'application de la ligature un certain degré de macération. L'autre face, peritoneale, se trouvait au centre et présentait un aspect entièrement lisse et poli comme une séreuse à son état d'intégrité. 11 n'y avait le vestige d'aucune adhérence malgré l'ancienneté de la lésion. Sous la membrane séreuse on voit les trompes se dessiner sous forme de deux cordons volumineux, d'apparence charnue, qui, placés en des points diamétralement opposés, vont de la circonférence (ou la section avait porté), à une faible distance du fond de la cavité pour se perdre dans le tissu utérin. Grâce à la mollesse de la pièce, je pus l'étaler et la tendre pour la conserver dans l'alcool; elle prit alors l'aspect d'un disque de 10 centimètres de diamètre dont la face peritoneale lisse et polie présentait une grande partie des deux trompes.

Le vingt-cinquième jour, la malade se lève; quelque temps après (18 septembre) le toucher et l'examen au spéculum montrent que le col est revenu à son aspect normal et ces méthodes d'exploration seules seraient complètement insuffisantes pour faire soupçonner à un observateur non prévenu, l'absence de la presque totalité de l'utérus. Par prudence, je m'abstins de l'exploration à l'hysteromètre.

Ce fait s'ajoute à ceux que j'ai mentionnés pour montrer l'excellence de la méthode et prouve encore que, quelle que soit l'ancienneté d'une inversion, il ne faut pas compter sur l'existence d'adhérences établies oblitérant le péritoine de la partie inversée de l'utérus. Si on avait recours à une méthode rapide d'ablation, on ouvrirait fatalement le péritoine et on serait exposé à une péritonite mortelle.

Un jour, peut-être, les perfectionnements du manuel opératoire unis à une antisepsie rigoureuse permettront-ils de pratiquer, avec succès, l'ablation rapide, mais en attendant les résultats brillants fournis par la ligature à tractions élastiques suivant le procédé de Périer, en font la meilleure méthode à suivre pour extirper l'utérus en inversion.

Imprimerie DIDELON PÈRE et FILS, au Creusot.

www.ingramcontent.com/pod-product-compliance
Ingram Content Group UK Ltd.
Pitfield, Milton Keynes, MK11 3LW, UK
UKHW020150080726
13614UKWH00006B/2504